AF463347

DU ROLE

DE LA

CHOROÏDE DANS LA VISION

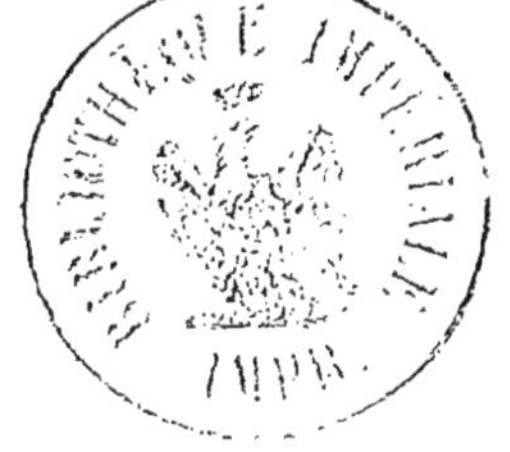

PAR

LE Dr VICTOR BRAVAIS

ANCIEN INTERNE DES HÔPITAUX DE LYON, MEMBRE DE LA SOCIÉTÉ
DES SCIENCES MÉDICALES DE LA MÊME VILLE

PARIS
ADRIEN DELAHAYE, LIBRAIRE-EDITEUR
PLACE DE L'ÉCOLE-DE-MÉDECINE

1869

Paris. A. Parent, imprimeur de la Faculté de Médecine, rue M^r-le-Prince, 31.

INTRODUCTION

La coloration noire de la pupille, attribuée uniquement à l'enduit noir de notre choroïde, a fait croire pendant longtemps que toute lumière s'éteignait au fond de l'œil, et l'on plaçait même dans ce fait la condition première d'une bonne vision.

On savait cependant que les yeux de certains animaux brillent dans l'obscurité ; mais on l'expliquait, soit par une fonction propre de l'animal, soit par une simple phosphorescence, l'œil pendant la nuit ne faisant que perdre la lumière dont il avait été saturé pendant le jour.

Plus tard, il fut démontré que cet éclat était dû à de la lumière réfléchie, et, comme les animaux qui le présentent ont une vue excellente, il ne fut plus possible de soutenir aussi pleinement l'opinion si longtemps accréditée que l'absorption des rayons lumineux était indispensable à la vision.

Enfin, les importantes recherches de Desmoulins, sur les choroïdes réfléchissantes, ou *tapis*, des animaux nocturnes, et surtout celles plus récentes de M. Rouget, sur la choroïde de l'homme, paraissent avoir bien établi que la réflexion au fond de l'œil non-seulement ne doit pas troubler les images rétiniennes, mais qu'elle ajoute plutôt à l'intensité de la perception.

Cette opinion cependant, n'ayant pas encore été entourée de preuves assez certaines, tous les physiologistes ne l'ont pas aujourd'hui entièrement acceptée. Ils sont arrêtés surtout par les considérations suivantes : on est obligé de noircir les parois d'un instrument d'optique pour en obtenir des images nettes; les yeux dépourvus de pigment, comme ceux des albinos, n'ont qu'une vue très-imparfaite.

Si, en présence de ces faits, il a paru difficile d'admettre que la réflexion sur la choroïde puisse favoriser la vision, c'est, croyons-nous, que, dans l'œil, on n'a pas suffisamment distingué le rôle du pigment qui tapisse les parois latérales et absorbe la lumière, du rôle tout différent du pigment qui tapisse le fond de l'œil et qui, au lieu d'absorber tous les rayons, en réfléchit, au contraire, la plus grande partie. De même, on n'a pas assez tenu compte des effets tout différents produits sur les images rétiniennes par une lumière réfléchie à la face antérieure de la choroïde et par une lumière diffusée jusqu'à la sclérotique, lorsque l'œil, dépourvu de pigment, n'a plus qu'une choroïde transparente (albinos).

Nous chercherons dans ce travail, après avoir passé en revue les opinions diverses émises sur le rôle du pigment choroïdien, à nous expliquer ces faits en apparence contradictoires et à les concilier avec la théorie de la vision.

DU ROLE DE LA CHOROÏDE

DANS LA VISION

PREMIÈRE PARTIE

OPINIONS DIVERSES SUR LE RÔLE DE LA CHOROÏDE.

Il y a deux siècles et demi, un grand point était acquis à l'histoire de la vision : Képler d'abord (1), théoriquement, et, bientôt après, Scheiner (2), expérimentalement, démontraient que l'image des objets extérieurs va se peindre au fond de l'œil. Celui-ci fut, à juste titre, comparé à une *chambre noire à lentille*, et la rétine, expansion du nerf optique, considérée comme l'organe de la perception lumineuse. Il semblait que le dernier mot fût dit sur le mécanisme de la vision, et qu'on n'eût plus qu'à bien connaître la marche des rayons lumineux jusqu'à l'écran où ils vont former les images. La choroïde, avec son enduit noir, n'avait d'autre but que d'absorber la lumière pour l'empêcher de traverser une seconde fois la rétine.

Le rôle de chacune de ces deux membranes était ainsi bien établi et paraissait indiscutable, lorsque, en 1668, un expérimentateur célèbre, Mariotte, signala

(1) Képler, Dioptrice, 1611.
(2) Scheiner, Oculus, 1619.

une découverte de nature à changer toutes les idées reçues. Il venait de reconnaître au fond de l'œil un endroit insensible à la lumière : c'était l'entrée du nerf optique. « Ce point où manque la vision, disait Mariotte, est précisément celui où la rétine est le plus épaisse, tandis que la choroïde y manque complétement. » La conclusion était fatale, et Mariotte soutint avec une apparence de raison que la choroïde était l'organe immédiat de la vue.

Si l'expérience de Mariotte eut le tort d'avancer une erreur, elle eut au moins l'avantage de provoquer de nombreuses recherches, et c'est au milieu de la longue discussion qu'elle a soulevée que nous trouverons pour la première fois, bien reconnue et étudiée, la réflexion de la lumière sur la choroïde. Nous nous bornerons à signaler ce qui a trait à cette partie de la vision, sans reproduire en son entier l'histoire du *punctum cæcum* (1).

La première observation de lumière réfléchie par le fond de l'œil est celle que Méry rapportait en 1704 à l'Académie des sciences. En étudiant les mouvements de la pupille sur un chat dont il maintenait la tête submergée, cet observateur avait été frappé de l'énorme dilatation pupillaire qui se produisait et persistait même sous l'influence des rayons solaires ; il avait, en outre, noté ce fait, qui tenait en germe toute la théorie de l'ophthalmoscope, c'est que le fond de l'œil était vive-

(1) Pour l'historique du punctum cæcum, voy. Haller, Elem. physiologiæ, 1760, t. V, p. 470. — Helmholtz, optique physiol., p. 300.

ment éclairé et qu'on y voyait « très-distinctement l'extrémité du nerf optique et la choroïde avec toutes ses couleurs et ses vaisseaux (1). » Méry ne sut expliquer les conditions physiques de ce phénomène, mais il acquit au moins la certitude que la choroïde du chat, loin d'absorber la lumière, la renvoyait, au contraire, et ce fait lui sert à donner de la vision une théorie que nous croirions née d'hier, tant elle ressemble à celle que nous pouvons aujourd'hui accepter, grâce aux travaux récents sur la structure de la rétine.

On croirait d'abord que Méry partage l'opinion de Mariotte quand il fait remarquer « que c'est plutôt sur la surface de la choroïde que sur la rétine qui est transparente que va se peindre l'image des objets, » et qu'il en conclut : « la choroïde est la partie principale de l'œil (2). » Mais on est bien vite détrompé en lisant ce qui suit : « Lorsque la lumière vient directement du corps lumineux frapper la choroïde, ses rayons réfléchis par cette membrane contre la rétine ébranlent les filets de celle-ci, et donnent aux esprits animaux dont ils sont remplis, une modification particulière qui produit dans l'âme le sentiment de lumière. » La seconde moitié de cette phrase s'accorde peu avec le langage moderne, mais les mots seuls ont changé et le sens est resté le même : les esprits animaux sont aujourd'hui les *activités propres*, et l'âme est appelée *sensorium*.

Ce mécanisme de l'impression rétinienne *après réflexion de la lumière sur la choroïde*, et que nous retrou-

(1) Méry, Mém. de l'Acad. roy. des Sciences, 1704, p. 265.
(2) Méry, loc. cit., p. 269.

verons plus tard dans la théorie de M. Rouget, Méry l'admettait donc pour le chat et les autres animaux à tapis, mais nous pouvons croire aussi qu'il l'appliquait à tous les yeux. Cinq années plus tard, en effet, de La Hire, pour combattre cette opinion, objectait la couleur noire de la choroïde, et ce ne pouvait être que notre œil qu'il avait alors en vue.

« La couleur noire de la choroïde, dit-il (1) est très-propre pour être sensiblement ébranlée par tous les différents et les moindres mouvements de la lumière, car le mouvement des particules du corps qui transmet la lumière, ou la lumière elle-même, agit fortement entre les pointes hérissées des corps noirs où elle s'engage, au lieu qu'elle ne fait que se réfléchir sur les corps blancs qui ne sont composés que de parties fort polies comme de petits miroirs. La rétine ne sera donc pas ébranlée par une réflexion des rayons lumineux sur la choroïde qui est noire. »

De La Hire n'en regarde pas moins la rétine comme l'organe principal de la vision, et ce n'est que par le mode de production des impressions lumineuses qu'il s'éloigne de Méry. « Toute la différence, dit-il (2), qu'il y aura entre lui et moi ne sera que du nom du principal organe, à l'explication près qu'il met dans une réflexion des rayons lumineux sur la choroïde, et moi dans un ébranlement des parties de la choroïde pour se transmettre au nerf optique ou à la rétine. »

Depuis longtemps, de La Hire assignait ce rôle à la

(1) De La Hire, Mém. de l'Acad. roy. des Sciences, 1709, p. 104.
(2) De La Hire, loc. cit., p. 105.

choroïde. Forcé d'accorder à Mariotte que cette membrane « étant d'une couleur obscure, est plus propre à être ébranlée par les impressions de la lumière que la rétine qui est blanche et transparente (1), » il ne voyait en elle qu'un organe *moyen* destiné à recevoir les impressions lumineuses pour les communiquer à la rétine qui ne pouvait les recevoir directement. Mais lorsque ce savant physicien reprend les expériences de Méry et les critique, on est étonné de le voir admettre encore l'absorption complète de la lumière par la choroïde, et refuser à cette membrane son pouvoir réfléchissant, dans le même travail où il vient d'étudier longuement (2), sur le chat qui était le sujet de ses recherches, la marche des rayons lumineux qui, revenant du fond de l'œil, lui avaient permis d'en voir l'image. Sans doute, il ne songeait plus à l'œil à tapis, et il ne voulait parler que de la choroïde de notre œil, dont le pigment est noir.

On regardait, en effet, à cette époque, la choroïde comme d'un noir absolu, et ce n'est qu'un certain nombre d'années plus tard que Petit fit remarquer que sa couleur variait avec les âges. « Si l'on examine bien cette membrane, dit-il (3), dans tous les yeux d'hommes, on trouvera que sous la rétine elle est tout-à-fait brune dans les enfants, qu'elle l'est un peu moins à l'âge de 20 ans, qu'elle commence à 30 ans à prendre une couleur de gris de lin foncé, et qu'à mesure que l'on avance en âge, cette couleur s'éclaircit si fort qu'à

(1) Le même, Accidents de la vue, 1694, in. Mém. avant 1700, t. IX, p. 618.

(2) Mém. de l'Acad., 1709, p. 97 à 103.

(3) Hist. de l'Acad. roy. des Sc., 1726, p. 78 et 79 des Mémoires.

l'âge de 80 ans elle se trouve presque blanche. »

Petit parlait alors d'un prochain travail où il étudierait le rôle de ces colorations diverses. Le rapporteur de son mémoire en comprenait toute l'importance lorsqu'il écrivait (2) : « Cette observation doit du moins modifier beaucoup les usages qu'on a tirés de la noirceur de cette membrane par rapport à la vision. » Mais les recherches annoncées par Petit n'ont pas été faites, et il faut arriver jusqu'à Haller pour voir quelques faits nouveaux sortir de la discussion soulevée par la découverte de Mariotte.

Haller, qui affirme que la rétine est l'organe sensible à la lumière, parce que c'est la seule membrane de l'œil, est le premier qui explique d'une manière satisfaisante l'expérience de la tache aveugle : la vision manque à l'entrée du nerf optique parce qu'il n'y a pas de rétine « en ce point : « in loco cæco, sive ingressu nervi op« tici, nulla retina est; sed alba est, ut ante 20 annos « monui (Comm. in Boerhaav, t. IV, p. 467), membrana « cellulosa et porosa : cujus ad visum in idonea natura « nihil retinæ potest derogare (1). »

Non content de ce fait et voulant mieux préciser dans la rétine le lieu de formation des images, Haller distingue à cette membrane deux couches, l'une interne, formée de l'expansion des fibres du nerf optique, l'autre externe, pulpeuse, à laquelle il ne reconnaît pas de structure, ce qui l'empêche d'en faire le siége de la vision ; aussi est-ce dans la première couche fibreuse

(1) Id., p. 23.
(2) Haller, Elementa physiologiæ, Lausanne, 1769, t. V, p. 474.

qu'il localise les impressions; il invoque pour raisons : que les rayons lumineux la touchent en premier lieu; qu'autour du nerf optique les fibres sont très-abondantes; enfin qu'une perception nette doit se faire plus facilement « dans une fibre que dans une pulpe molle, » (quod accurata distinctio in fibra facilior videatur, quam in pulpa molli (1). Il ne manquait à Haller que le secours du microscope pour voir précisément dans cette *pulpe molle* les organes si délicats de la perception lumineuse (2).

Quant à la choroïde, non-seulement sa structure inégale et grossière est un obstacle à la perception nette d'une image, mais la réflexion qui se fait sur elle dans les yeux de certains animaux l'empêche d'être impressionnée par cette lumière qu'elle renvoie tout entière (3).

Haller connaît donc bien la lumière que réfléchit le tapis, mais les effets de cette lumière sur les images rétiniennes sont mal interprétés par lui. Comme il a lo-

(1) Haller, loc. cit., p. 475.

(2) Déjà cependant, à cette époque, la couche postérieure de la rétine était généralement regardée comme le siége des perceptions. Nous pouvons nous en convaincre en voyant dans une lettre de 1756, Ramspeck demander à Haller comment les vaisseaux placés dans la couche interne de la rétine ne troublent pas les images qui vont se peindre sur sa couche externe, *véritable organe de la vue*. « Paradoxon quidem videtur, « quod radii, transeuntes illam interiorem partem retinæ ex innumeris « vasis constantem antequam ad alteram medullosam verum visus organum perveniant, visum non turbent; hoc sane explicari nequit. » Nous apprenons par la même lettre qu'Albinus avait proposé ce paradoxe à Gravesand, et que ce dernier avait bien constaté le fait, mais n'avait pu en donner l'explication. (Epistol. ad Alb Hallerum, Berne, 1774, t. IV, p. 20)

(3) « In plerisque etiam feris tapetum partem nervi optici proximam « exteriorem, qua vere videt, undeque obtegit, quæ radios utique reflectit, non absorbet. » (Haller, p. 475.)

calisé la vision dans la couche antérieure de la rétine, il ne peut trouver dans la réflexion sur la choroïde qu'une cause de trouble pour les images, les mêmes rayons ne passant pas, à l'aller et au retour, par les mêmes points de l'écran sensible (1).

Cependant, comme les animaux chez lesquels s'observe cette réflexion n'en ont pas moins le sens de la vue très-développé, Haller pensait que chez eux l'ébranlement rétinien pouvait être plus fort, mais que la perception n'atteignait pas ce degré de netteté qui permet à l'homme de distinguer les objets d'une extrême petitesse (2).

Après tous ces faits, qui avaient assigné au tapetum des animaux nocturnes un rôle de réflecteur, on est étonné de voir, en 1810, Prévost (3) obligé de prouver, par des expériences, que le brillant des yeux du chat n'est point de la phosphorescence, mais bien de la lumière réfléchie au fond de l'œil. On peut, du reste, par le mémoire de Prévost, juger des opinions qui régnaient alors sur ce point. Pour Buffon, « les yeux du chat brillent dans les ténèbres à peu près comme les diamants, qui réfléchissent au dehors pendant la nuit la lumière dont ils se sont pour ainsi dire imprégnés le jour. »

(1) « Iis in animalibus non possunt penitus puræ imagines in retina « pingi, cum radii, qui in lucidam partem tapeti inciderunt, in alienam « retinæ sedem secundum refractionem conjiciantur. » (Haller, p. 489).

(2) « Homini nullum tapetum est, nihilque in oculo coloratum ; minus « etiam quam alia animalia noctu videt, et equus equitem melius ducit « quam eques equum. Oportebat autem hominem minima accurate vi- « dere. » (Haller, p. 489.)

(3) Prévost, Considérations sur le brillant des yeux du chat. Biblioth. Britann., 1810, t. XLV, p. 196.

Pour Spallanzani également, « les yeux des chats, des fouines et de plusieurs autres animaux brillent dans les ténèbres comme deux petits flambeaux, et cette lumière est phosphorique. » Dessaignes, dans son mémoire sur la phosphorescence, dit aussi que « les yeux de certains animaux ont la faculté de s'enflammer et de paraître comme un feu dans les ténèbres (1). » En se plaçant avec des chats dans une obscurité complète, Prévost put, à volonté, les caresser ou les irriter sans jamais voir briller leurs yeux, tandis que « avant ou après, les yeux de tous ces chats brillaient comme à l'ordinaire lorsqu'ils se trouvaient convenablement exposés à un certain degré de lumière (2). » Il nous apprend aussi que les yeux qui brillent pendant la vie conservent cette propriété « longtemps après la mort. » Ainsi, plus de phosphorescence, plus de lumière propre émanant de l'animal sous l'influence des passions, mais seulement de la lumière réfléchie sur le tapis, et manquant par conséquent dans une obscurité absolue, tel est le fait bien démontré par ces recherches.

Prévost se demande ensuite pourquoi le tapis ne se montre que chez les animaux nocturnes. Partant de ce fait, qu'une impression lumineuse pour être perçue la nuit exige une rétine très-sensible, il ne voit dans le tapis qui chasse de l'œil la lumière aussitôt qu'elle y est entrée, qu'un moyen de ménager cette sensibilité. « La lumière, dit-il (3), n'agit point sur la rétine par impul-

(1) Cités par Prévost, p. 197.
(2) Prévost, p. 202.
(3) Prévost. p. 209.

sion... Son action paraît être purement chimique; et la sensibilité de l'œil à la lumière étant à cause de cela susceptible d'une espèce de saturation, il a fallu, afin de lui ménager toute la délicatesse qu'elle doit avoir pour servir à l'animal dans une profonde obscurité, ou faire en sorte que l'œil ne reçût pendant le jour que fort peu de lumière, ou que cette lumière, au moins celle qui était surabondante, fût aussitôt renvoyée par quelque réflecteur qui ne lui permît pas d'entrer en combinaison. »

Ce qui infirme l'explication de Prévost c'est que la réflexion sur la choroïde ne saurait être une cause d'affaiblissement des impressions rétiniennes pendant le jour sans l'être aussi pendant la nuit, les conditions physiques de cette réflexion étant les mêmes à tous les degrés de lumière. Comment expliquer alors la supériorité d'un œil à tapis pendant la nuit, si la réflexion choroïdienne affaiblit l'impression lumineuse? Attribuera-t-on aux animaux à choroïde brillante une sensibilité rétinienne excessive, incomparablement supérieure à celle de l'homme?

Il est au moins aussi rationnel de ne leur supposer qu'une rétine égale à la nôtre, mais de chercher dans la réflexion même qui se fait sur la choroïde la condition directement favorable au renforcement des impressions rétiniennes. Avec une même quantité de lumière la rétine sera plus ébranlée devant une choroïde réfléchissante que devant une choroïde noire, et l'œil à tapis sera impressionné par une lumière incapable d'ébranler notre rétine. Cet œil qui serait ébloui par la vive clarté du jour, trouvera dans un resserrement pupillaire extrême une protection contre cet excès de lumière ; nous verrons bientôt que la forme de sa pupille favorise ce resserrement.

Le premier physiologiste qui ait donné une pareille interprétation de la disposition réfléchissante du tapis, est Desmoulins, qui a vu dans la réflexion au fond de l'œil une cause réelle de renforcement des impressions lumineuses. Ses remarquables recherches sur *l'usage des couleurs de la choroïde*, se trouvent consignées dans le Journal de physiologie de Magendie, de 1824.

Desmoulins fait d'abord remarquer la forme allongée de la pupille chez tous les animaux dont le fond de l'œil est brillant. « Tout le monde sait que dans les chats, l'ouverture de la pupille est susceptible de tous les degrés de dilatation, depuis un resserrement longitudinal presque linéaire jusqu'à une étendue circulaire qui égale presque celle de la cornée.

« Or les chats sont, de tous les animaux que j'ai examinés, ceux où la choroïde est le plus réfléchissante; ils sont aussi de tous les animaux ceux qui voient le mieux dans l'obscurité.....

« Parmi les mammifères, les chevaux et tous les ruminants ont, après les chats, les choroïdes les plus réfléchissantes. Leur pupille est également allongée, et, comme pour les chats, d'autant plus que la lumière est plus intense.....

(1) Desmoulins, Mémoire sur l'usage des couleurs de la choroïde, in Journal de Magendie, t. IV, 1824, p. 89.

« On voit donc qu'il y a une liaison assez constante entre le rétrécissement longitudinal de la pupille et les couleurs éclatantes de la choroïde.

« Au contraire, je ne connais pas d'animaux à choroïde noire ou brune dont la pupille se rétrécisse longitudinalement. »

Il paraît ainsi bien établi que cette forme allongée de la pupille, permettant un resserrement plus complet et une dilatation plus grande, ne se rencontre chez les animaux à tapis que pour mieux protéger pendant le jour l'œil qui pendant la nuit sera largement ouvert.

Mais cet avantage n'est pas le plus important que présente l'œil de ces animaux, et Desmoulins cherche surtout dans l'éclat de leur choroïde la cause de la supériorité de leur vue. Il remarque d'abord que « l'étendue de la surface réfléchissante est réellement bien plus grande que la partie de l'œil où seulement se peignent les images, » que, par conséquent, « cette surface réfléchissante répond constamment à l'axe de la vision. »

Il dit ensuite, en parlant d'animaux dont le sens de la vue est peu développé, et qui ont cependant la choroïde noire, « l'obscurité de l'intérieur de leur œil ne le rend donc pas meilleur. »

Enfin, après avoir rappelé la force et la portée de la vue du cerf, du chevreuil, du chamois, du bouquetin, du cheval, Desmoulins devient tout à fait affirmatif au sujet du rôle de la choroïde : « Tous ces animaux, dit-il, ont au moins les deux tiers du fond de l'œil pourvus de couleurs réfléchissantes.

« L'effet de ces couleurs n'est donc pas de troubler la vision ; l'excellence de la vue .. .. tient, au contraire, justement à ces couleurs.....

« La supériorité d'un œil pourvu d'un miroir sur un œil d'ailleurs semblable, mais qui en est dépourvu, tient évidemment au mécanisme même de la réflexion qui fait repasser le rayon ou l'image par la rétine qui en a déjà été traversée, c'est-à-dire qui en a déjà ressenti deux impressions, une sur chacune de ses surfaces. Il y a donc dans le cas de réflexion, quatre contacts, pour deux qui ont lieu dans le cas d'extinction du rayon ou de l'image sur une choroïde absorbant derrière la rétine. »

Nous ne pouvons aller plus loin sans faire remarquer combien cette explication des *quatre contacts* est défectueuse et ne peut s'accorder avec la netteté de la vision. Supposer que chaque rayon donne deux impressions dans les yeux à choroïde noire et quatre dans les yeux à tapis, sans qu'il en résulte de la confusion, c'est vouloir que l'ébranlement de plusieurs fibres de la rétine ne se traduise dans le cerveau que par une impression unique, ce qui est contraire aux notions reçues. Si, en effet, sur la face postérieure de la rétine, les deux contacts dont parle Desmoulins se confondent en un seul et n'impressionnent qu'un point de cette face, qui se trouve être l'angle même de réflexion du rayon, il n'en est pas de même à la face antérieure, où le rayon incident et le rayon refléchi ne passent pas par le même point de la rétine Il y aurait donc là, au moins, impression multiple et confusion, si cette face rétinienne était ébranlée par la lumière (1).

On a le droit de s'étonner que Desmoulins ait ainsi considéré la rétine comme sensible dans toute son épaisseur, quand cette épaisseur même avait été un argument de Mariotte pour refuser à cette membrane la perception des images, et quand, depuis longtemps (2), on avait reconnu la nécessité de limiter les impressions lumineuses à une couche presque sans épaisseur de la rétine, la netteté des perceptions ne pouvant exister que si les rayons partis d'un *même point* de l'objet éclairé ne touchent qu'un point *unique* de cette couche sensible.

Ne considérant ainsi, en quelque sorte, que la *quantité* de lumière réfléchie par le fond de l'œil, sans s'inquiéter du mode de cette réflexion, et recherchant, pour les perceptions rétiniennes, l'intensité plutôt que la netteté, Desmoulins est amené à comparer aux yeux à tapis et les yeux des albinos, et ceux des vieillards. Nous lisons, en effet, p. 102 :

« L'on sait que, dans notre espèce, les albinos manquent d'enduit noir dans leur œil, et qu'ils sont généralement nyctalopes. Et les chats, nyctalopes par excellence, ont la choroïde la plus réfléchissante que l'on connaisse. Il est donc au moins douteux qu'aucun ani-

(1) Nous avons vu p. 16, comment Haller, pour avoir localisé les perceptions lumineuses dans la couche intérieure de la rétine, avait forcément conclu que les rayons réfléchis par la choroïde étaient une cause de trouble pour la vision.

(2) Voyez plus loin, p. 36, les idées de de La Hire sur la nécessité que les impressions lumineuses soient reçues bien isolées sur des éléments rétiniens distincts.

mal réellement nyctalope ait la choroïde noire. » Et plus loin, p. 107 :

« Tous les organes nerveux s'émoussent en vieillissant. La rétine devient donc alors moins sensible. Or, on voit que la formation progressive, derrière elle, d'une surface réfléchissante, au lieu d'une surface absorbante qui y existait auparavant, devient un moyen compensateur de cet affaiblissement sénile. »

Un pareil rapprochement entre les yeux à tapis, qui ont une vue excellente, et les yeux dépigmentés des vieillards, et surtout des albinos, chez lesquels la vision se fait très-mal, n'était pas de nature à faire accepter les idées de Desmoulins. S'il est vrai, en effet, que les albinos se trouvent mieux d'une demi-obscurité que d'une grande lumière, ils n'en ont pas moins toujours une vision très-imparfaite, nullement comparable à celle des animaux à tapis (1). Quant à l'œil du vieillard, il était difficile de croire qu'une altération survenue dans cet organe par les progrès de l'âge fût une condition favorable à son fonctionnement. Le défaut d'absorption dans de tels yeux paraissait donc bien plutôt nuisible qu'utile. Aussi, même après la théorie de Desmoulins, et malgré l'exemple des yeux à tapis, verrons-nous encore les physiologistes admettre comme nécessaire l'absorption de la lumière par la choroïde, et *comprendre difficilement comment l'éclat de cette membrane ne nuit pas à la vision* (2).

M. Rouget est le seul qui ait repris cette étude, et

(1) Nous nous étendrons plus longuement sur cette différence, p. 59.
(2) Magendie, Physiol., 1836, t. 1, p. 76.

non-seulement il reconnaît l'utilité de la réflexion sur la choroïde des animaux à *tapis*, mais il constate que cette réflexion se présente même dans les yeux à choroïde noire. «Les rayons, dit-il (1), qui arrivent sur la choroïde, ne sont pas absorbés, mais réfléchis dans la vision normale chez tous les vertébrés. En assimilant la couche pigmentaire de la choroïde aux surfaces noircies des instruments d'optique, on oublie que ce n'est pas seulement à la couleur noire, mais surtout aux irrégularités, aux innombrables aspérités de sa surface, que cet enduit noir doit la propriété d'absorber les rayons lumineux. Une surface noire, parfaitement lisse et polie, une couche régulière de vernis noir jouit d'un pouvoir de réflexion très-marqué. Dans les expériences d'optique, on construit des miroirs très-exacts avec une lame de glace polie recouverte, sur l'une de ses faces, d'un enduit noir.

« Or ces conditions sont précisément celles que l'on observe dans le segment postérieur de l'œil, où le pigment choroïdien est étalé à la face postérieure de la rétine, lamelle transparente à surfaces courbes, parfaitement lisses et régulières. Au niveau du segment antérieur de la choroïde, le pigment, d'une teinte généralement plus foncée, recouvre une surface très-irrégulière, les plis fins et nombreux de la région ciliaire et de la face postérieure de l'iris, et là il est réellement disposé de façon à empêcher une seconde réflexion des rayons réfléchis une première fois au fond de l'œil.

(1) Ch. Rouget, Journal de Brown-Séquard, 1861, p. 462 (Extrait de Notice sur les travaux de) ; et cité par Rigail, thèses de Montpellier, 1866, p. 94.

« Ainsi, chez les animaux pourvus d'un tapis, le fond de l'œil agit comme un miroir concave de glace étamée. Chez les animaux où le pigment noir de la choroïde occupe la place du tapis, le fond de l'œil représente un miroir de glace noircie sur une de ses faces. Dans l'un comme dans l'autre cas, les expériences directes prouvent que les rayons lumineux émanés des objets extérieurs sont réfléchis au fond de l'œil. »

Ayant ainsi montré que la réflexion sur la choroïde est un fait commun à tous les yeux, M. Rouget va chercher à expliquer la vision avec cette lumière réfléchie. Pour résoudre le problème, il aura sur Desmoulins l'avantage immense de mieux connaître la structure de la rétine. Les remarquables travaux de Kölliker et de H. Müller (1) ont appris que cette membrane n'est sensible à la lumière que par sa face postérieure, et que les organes de perception sont les cônes et les bâtonnets. Aussi M. Rouget ne parlera-t-il plus des *quatre contacts* donnant deux impressions à chaque face de la rétine, et, pour lui, les bâtonnets, terminaison des nerfs optiques, reçoivent seuls l'ébranlement des ondes lumineuses. Mais la question se présente sous la forme suivante : « Les éléments de la rétine sont-ils impressionnés par les rayons directs, comme on l'admet généralement, ou par les rayons réfléchis, ou bien à la fois par tous les deux ? »

Après avoir fait remarquer que, « dans les yeux des invertébrés, les organes analogues aux bâtonnets on

(1) Comptes-rendus, sept. 1853, p. 488-492; et Arch. méd., 1853, t. II, p. 618.

leurs surfaces terminales dirigées vers l'extérieur, et reçoivent l'impression par leurs extrémités libres, » M. Rouget conclut : « Dans les yeux des vertébrés la surface libre des bâtonnets est tournée en sens inverse de la direction des rayons lumineux émanés des objets extérieurs. Les rayons directs qui traversent, sans les impressionner, les tubes nerveux superposés dans les couches internes de la rétine, arrivent jusqu'à la surface de contact des bâtonnets et de la choroïde ; là, ils sont réfléchis, et le centre optique, coïncidant sensiblement avec le centre de courbure de la rétine, la réflexion a lieu sensiblement dans la direction de l'axe des bâtonnets. Grâce à cette réflexion, les extrémités terminales des nerfs optiques chez les vertébrés reçoivent l'impression lumineuse par leur surface libre comme chez les invertébrés. »

Cette théorie, qui présente un grand intérêt par l'analogie qu'elle établit entre le mécanisme de la vision chez les différentes espèces animales, a le tort, suivant nous, de reposer entièrement sur un fait important, qu'elle ne prouve pas, à savoir que les rayons directs traversent les bâtonnets *sans les impressionner.* Mais nous trouvons surtout que M. Rouget va trop loin quand il veut expliquer, par la réflexion de la lumière au fond de l'œil, le phénomène si longtemps discuté de la vision droite avec des images renversées. Cette opinion se trouve formulée de la manière suivante, à la fin de la thèse de M. Rigail :

« La réflexion de la lumière et des images étant aujourd'hui un fait prouvé, admis par tous les physiologistes et désormais acquis à la science, on doit en conclure, avec M. Rouget, si l'on veut être logique avec les faits, que :

« 1° Si le mécanisme de la perception des images se fait chez l'homme et chez tous les vertébrés de la même manière que chez les invertébrés, au moyen de la réflexion par la couche pigmentaire de la choroïde ; et 2° si les invertébrés reçoivent l'impression des objets d'une manière directe, c'est-à-dire dans leur position normale et réelle, l'homme et les vertébrés ne peuvent pas voir les mêmes objets dans une position différente que les invertébrés, et par conséquent les voient droits (1). »

Malgré cette explication, nous ne comprenons pas comment la réflexion sur la choroïde peut redresser les perceptions, puisqu'elle ne redresse pas les images. Les rayons réfléchis traversent les mêmes portions de rétine que les rayons directs ; rien n'est donc changé dans la position des différentes parties d'une image. Les bâtonnets de *droite*, par exemple, n'en continuent pas moins à être impressionnés uniquement par les objets lumineux placés à *gauche*, dans le champ de vision, et *vice versâ*. La question de la vision droite des objets avec des images renversées n'a donc rien de commun avec le mécanisme de la réflexion sur la choroïde.

Mais la conséquence la plus étrange qui ressortirait de cette analogie exagérée, que M. Rigail veut établir entre les yeux des invertébrés et les nôtres, serait la

(1) Rigail, loc. cit., p. 96 et 97 ; Conclusion reproduite dans Physiologie de Longet, 3me édit., 1869, t. II, p. 891.

suivante : si l'impression que les bâtonnets reçoivent du rayon réfléchi se traduisait, comme chez l'insecte, par une sensation visuelle reportée au-devant des extrémités nerveuses, et suivant la direction du rayon lumineux, comme nos bâtonnets regardent en arrière, et que le rayon qui les impressionne vient de la choroïde, nous devrions nous représenter les objets comme s'ils étaient derrière nous, sur le prolongement des rayons réfléchis, de même que nous croyons voir derrière un miroir les objets dont il nous renvoie l'image.

Nous n'avons critiqué que l'interprétation du mécanisme de la vision par le seul rayon réfléchi, mais le fait établi par M. Rouget reste en son entier : la choroïde réfléchit de la lumière; et nous montrerons, plus loin, que cette lumière est utile aux perceptions visuelles, mais qu'elle n'est pas seule à les produire, et ne fait que joindre ses effets à ceux de la lumière directe.

Pour compléter notre revue des travaux relatifs au rôle de la choroïde, il nous reste à parcourir les principaux traités de physiologie : nous n'y trouverons que peu d'opinions personnelles, et la question y sera presque toujours résolue de la même manière : l'absorption de la lumière sera considérée comme nécessaire à une bonne vision. Nous devons cependant citer un physiologiste du siècle dernier, Hamberger, qui voit dans l'absorption de la lumière par la choroïde deux résultats utiles : non-seulement les rayons lumineux éteints ne peuvent troubler les impressions en allant se porter sur d'autres points de la rétine; mais la *chaleur* qu'ils produisent ne fatigue pas cette membrane, parce qu'elle se fixe sur la choroïde, et ne peut s'y accumuler à cause de la circulation active de la Ruyschienne (1).

Reportons-nous maintenant aux traités de physiologie postérieurs aux recherches de Desmoulins.

Adelon, pour montrer que le pigment est nécessaire à la vision, met en avant les albinos, dont la vue est toujours faible. Il se demande cependant quel est l'usage de la tache appelée tapis : « Il est probable, dit-il, que cette tache, en réfléchissant quelques rayons sur la rétine, influe sur le caractère de la vision, mais comment? (2). » Il donne enfin l'opinion de Desmoulins comme la plus vraisemblable.

Pour Richerand, la choroïde est « destinée à absorber les rayons lumineux, lorsqu'ils ont produit sur la rétine une impression suffisante (3); » s'ils étaient réfléchis, ces rayons « se croiseraient et ne pourraient produire que des sensations confuses. » Les travaux de Desmoulins paraissent établir que le tapis « favorise la vision, » en réfléchissant la lumière qui affecte doublement la rétine; mais les albinos sont encore là : la faiblesse extrême de leurs yeux prouve la nécessité de l'absorption (4). »

(1) « Cum igitur retina ex parte sit pellucida, hinc radii ad Ruyschianam tunicam usque penetrare queant, adhærebunt fluidis, intra vasa « Ruyschianæ et choroideæ tunicæ sat celeriter motis, et una cum his « ex oculo secedunt, unde nec calor in retina, nec reflexio radiorum, « intra oculum, versus aliam retinæ partem fieri potest. Magnum igitur « distinctœ visionis impedimentum, ex radiorum reflexione oriundum, « sic removetur. » (Hamberger, Physiol. medica, Ienœ, 1751, cap. XI, sect. IV, § MXXI, p. 523 et 524.)

(2) Adelon, Physiologie, 1829, t. I, p. 448.

(3-4) Richerand, Nouv. élém. de physiol., 1833, t. II, p. 212 et 231.

Magendie regarde la matière noire qui imprègne la choroïde comme « nécessaire à l'exercice complet de la vision (1); » il trouve, en effet, que chez les hommes et les animaux albinos, la vue est toujours plus ou moins imparfaite. » Il reconnaît que le fond de l'œil des animaux à tapis « est un miroir concave qui renvoie la lumière; » mais il avoue aussitôt que, « d'après la théorie actuelle de la vision, on comprend difficilement comment cet éclat de la choroïde ne nuit pas à la fonction. (2). » Ce qui paraît enfin confirmer Magendie dans l'idée que l'absorption de la lumière par la choroïde doit être complète, c'est la nécessité de noircir l'intérieur de nos instruments d'optique; c'est encore l'imperfection de la vision chez les sujets dépourvus de pigment.

Muller distingue avec raison le pigment de la face postérieure de l'iris et des parties antérieures de la choroïde, du pigment qui se trouve au fond de l'œil, derrière la rétine. Le rôle du premier est « d'absorber les rayons lumineux qui pourraient être réfléchis, et de les empêcher de parvenir une seconde fois au fond de l'œil (3), » où ils iraient « troubler la netteté de l'image. » Quant au pigment qui est au fond de l'œil, il s'oppose à ce que les rayons lumineux, qui ont déjà rencontré la rétine, soient « réfléchis et reportés sur d'autres points de cette membrane, ce qui non-seulement causerait l'éblouissement par excès de lumière, mais encore troublerait les images. » Muller met à l'appui de ces explications l'exemple des animaux à tapis chez lesquels man-

(1-2) Magendie, Précis de physiol., 1836, t. I, p. 67 et 76.
(3) Muller, Manuel de physiol., 1845, t. II, p. 318.

que le pigment, et les hommes atteints d'albinisme, que la lumière du jour «éblouit aisément,» et qui «voient mieux dans l'obscurité.»

Pour MM. Béraud et Robin, « la lumière qui pénètre dans l'œil n'est perçue qu'autant que les rayons qui ont excité la rétine sont annulés. Si ces rayons, après avoir traversé la rétine qui est transparente, eussent rencontré une membrane qui les eût réfléchis, ils auraient de nouveau excité la rétine et auraient jeté une grande confusion dans les phénomènes de la vision (1). » Pour eux même, « le *punctum cæcum* n'est pas complétement insensible » et sa sensibilité *moindre* ne tient qu'à l'*absence de pigment* et à la *confusion* qui résulte de la *lumière réfléchie*.

M. Béclard, dans sa dernière édition, pense encore que les rayons lumineux ne produisent leur effet utile sur la rétine qu'ils ont traversée, qu'autant qu'ils sont *annulés* ou absorbés. S'ils étaient réfléchis, ces rayons, « en traversant la rétine d'arrière en avant et suivant des directions variées, auraient jeté la plus grande confusion dans les phénomènes de la vision (2). » Viennent alors à l'appui du fait, et l'exemple des albinos, « c'est à cette cause qu'est due chez eux l'imperfection de la vision, » et le *punctum cæcum* dont la sensibilité est obtuse parce que « la rétine n'étant point doublée en ce point par la choroïde et son pigment, la lumière n'est point *annulée* en même temps qu'elle produit son effet

(1) Béraud et Robin, Eléments de physiol., 1857, t. II, p. 483
(2) Béclard Physiol., 5e édit., 1866, p. 822.

utile, etc. (1). » Nous chercherons, plus loin (2), à établir l'insensibilité absolue du punctum cæcum.

M. Béclard insiste cependant sur ce point important que le véritable écran sensible à la lumière, est, suivant l'expression de Draper, le *plan* même de *séparation* de la rétine et de la choroïde, plan sur lequel les rayons lumineux, absorbés et transformés en chaleur par la surface noire de la choroïde, impressionnent les extrémités des cônes et des bâtonnets, « véritables organes de tact par rapport à la couche choroïdienne qu'ils touchent; ils sentent, en quelque sorte, la lumière à mesure qu'elle est absorbée ou transformée (3). »

Quant aux effets du *tapis*, nous ne les trouvons pas très-bien expliqués : « il doit nuire à la netteté de la vision des objets; mais il donne sans doute aux animaux une sensibilité plus vive à la lumière, » leur permettant de « se guider mieux que l'homme dans une demi-obscurité (4). »

M. Longet regarde comme *nécessaire* que le rayon lumineux « soit complétement annulé, dès que son action normale a eu lieu (5), afin qu'il ne puisse agir ultérieurement. Pour cela, M. Longet rappelle les *parois noircies* des instruments d'optique, la faiblesse de la vue des *albinos*, et enfin la *dépigmentation* de la choroïde chez le vieillard; car, avec raison, il considère cette altération sénile comme ne pouvant favoriser la vision. « En pré-

(1) Béclard, loc. cit., p. 842.
(2) Voyez plus loin, p. 44.
(3) Béclard, p. 844.
(4) Béclard, p. 880.
(5) Longet, Physiol., 3ᵉ édit., 1869, t. II, p. 850.

sence de pareils faits, dit-il, il semble impossible de méconnaître la nécessité de l'absorption de la lumière par l'enduit noir dont la choroïde se trouve recouverte. » Enfin M. Longet signale, mais sans en donner d'appréciation, les résultats des recherches de Ch. Rouget sur la réflexion choroïdienne (p. 891), et de Desmoulins sur le *tapis* (p. 941).

Nous pouvons encore, pour montrer toute l'incertitude qui règne dans l'étude des phénomènes de la vision, nous reporter à l'article *Albinisme* du Dictionnaire des sciences médicales (1865, t. II, p. 407). « D'ailleurs, dit M. Trélat, si on connaît à merveille aujourd'hui la marche des rayons lumineux à travers l'appareil dioptrique de l'œil, on n'est pas aussi bien fixé sur le mode d'impressionnabilité de la rétine. Rien n'empêche de penser que la vision étant distincte, quand la rétine n'est traversée que par les rayons incidents ou directs, cette faculté pourra être troublée dès que la membrane nerveuse recevra à la fois des rayons directs et des rayons réfléchis. »

C'est que, en effet, la théorie de la vision est encore en présence de ces éternelles objections que nous venons de trouver reproduites dans tous les traités de physiologie depuis le commencement de ce siècle. C'est, d'un côté, la comparaison du pigment choroïdien à l'enduit noir qui revêt l'intérieur des instruments d'optique ; c'est, de l'autre, l'imperfection de la vue dans les yeux privés de pigment.

Nous allons chercher à résoudre ces deux difficultés en montrant d'abord que le *tapis* n'est nullement en désaccord avec les parois noircies des instruments d'optique; enfin, que les troubles visuels des albinos ne tiennent pas à la quantité de lumière que réfléchit le fond de leur œil, mais au mode défectueux de cette réflexion, qui ne rappelle en rien celle qui a lieu sur une choroïde normale. Pour bien comprendre les effets tout différents de ces deux sortes de réflexion, nous commencerons par examiner rapidement quelles sont les conditions premières d'une bonne perception visuelle.

DEUXIÈME PARTIE

CONDITIONS D'UNE BONNE VISION. — VÉRITABLE ROLE DE LA CHOROÏDE.

§ I. *La netteté des perceptions visuelles dépend de la netteté des images qui se forment à la face postérieure de la rétine* (*couche des cônes et des bâtonnets*).

Pour avoir une simple sensation de lumière, permettant de distinguer le jour des ténèbres, comme nous percevons les impressions de chaleur, il suffit d'un organe nerveux simple, doué, il est vrai, d'une sensibilité spéciale, mais recevant d'une manière confuse les vibrations lumineuses, et de tels organes, nommés *points oculaires* (1), se rencontrent chez certains animaux des classes inférieures (étoiles de mer, méduses). Mais pour avoir par la vue la notion de la *forme* des corps extérieurs

(1) « D'après mes recherches, dit Müller, sur la structure de ces organes dans les animaux de la classe des annélides, il est bien constant qu'ils ne renferment aucun appareil optique pour la séparation de la lumière, et qu'en conséquence ils ne sauraient rien distinguer de précis. Au-dedans de la choroïde, en forme de godet de l'espèce de *nereis* que j'ai examinée, il n'y a ni cristallin, ni aucune trace des organes isolateurs dont les insectes sont pourvus. Le corps embrassé par cette membrane n'est que le bulbe du nerf optique. Ainsi, même lorsqu'il ne s'agit que de distinguer le jour de la nuit, la nature a créé des organes pour cela ; telle paraît être la destination des points oculaires des planaires, des astéries, des rotifères et des infusoires. » (Physiologie, 1854, t. II, p. 279,)

et de leur *position* dans l'espace, il fallait des appareils spéciaux, dirigeant sur des éléments nerveux distincts les faisceaux lumineux, partis de points différents des objets éclairés.

Cette nécessité de l'isolement des impressions lumineuses pour qu'il y ait perception visuelle nette était déjà reconnue par Képler, qui « indique comme condition de la vision distincte, que les rayons partis d'un point lumineux doivent se réunir en un même point de la rétine (1). » Nous voyons, plus tard, cette même condition admise, aussi bien par Mariotte, quand il avance que la rétine « est trop épaisse pour donner une image distincte (2), » que par ses adversaires quand ils refusent à la choroïde le rôle d'écran sensible, faute d'éléments nerveux assez déliés et assez nombreux : « Il me semble, dit de La Hire, qu'il n'est pas aisé de concevoir comment l'âme peut avoir la sensation d'une très-grande quantité d'objets qu'on aperçoit tout à la fois, et dans l'ordre où ils sont sans imaginer une infinité de filets très-déliés qui composent le nerf optique, et qui sont disposés par ordre sur toute la surface de la rétine, ce que la seule membrane de la pie-mère ou de la choroïde ne pourrait pas faire sans une grande confusion quand même elle aurait des filets comme ceux du nerf optique (3). »

Aujourd'hui la structure de la rétine est parfaitement connue, les organes déliés dont parlait de La Hire, et

(1) Cité par Helmholtz, Optique physiologique, 1867, p. 116.
(2) Cité par Helmholtz, p. 301.
(3) De La Hire, Mém. de l'Acad. roy. des Sc., 1709, p. 105.

qui reçoivent l'ébranlement de la lumière, ne sont autres que les cônes et les bâtonnets, disposés en mosaïque à la face externe ou postérieure de la rétine.

C'est en étudiant avec soin les images entoptiques produites par les vaisseaux rétiniens qu'on a pu démontrer que la couche sensible à la lumière était postérieure à ces vaisseaux, et située à une distance répondant précisément à la couche des cônes et des bâtonnets. Il n'est pas sans intérêt de rapporter ici comment ces calculs ont été faits, et comment aussi, dans les conditions ordinaires d'éclairage, l'ombre des vaisseaux rétiniens ne trouble pas la vision et passe tout à fait inaperçue (1). Nous suivrons, pour cette étude, l'*Optique physiologique* d'Helmholtz.

« Si la pupille entière est libre et l'œil tourné vers un ciel clair, chaque point du plan pupillaire laisse arriver des rayons de lumière au fond de l'œil, absolument comme si la pupille elle-même était la surface lumineuse. Sous l'influence de cet éclairage, les vaisseaux rétiniens doivent projeter, sur les parties de la rétine situées derrière eux, une ombre large et estompée, de manière que la longueur du cône d'ombre totale ne soit que de quatre ou cinq fois le diamètre du vaisseau. Comme, d'après E.-H. Weber, le diamètre du rameau le plus épais de la veine centrale mesure $0^{mm},038$, et que, d'après Kolliker, l'épaisseur de la rétine au fond de l'œil est de $0^{mm},22$, on peut admettre que le cône d'ombre totale des vaisseaux n'atteint pas la surface

(1) Voyez plus haut, p. 15, comment ce problème avait été posé à Haller sans qu'il ait pu le résoudre.

postérieure de la rétine. Mais si nous amenons une ouverture étroite au-devant de la pupille, l'ombre des vaisseaux devient nécessairement plus étroite, plus nettement dessinée, et l'ombre totale devient plus longue, de sorte que les parties de la rétine qui sont généralement dans la pénombre viennent se trouver, soit dans l'ombre complète, soit dans la partie complétement éclairée de la rétine. » (1)

Il suffit alors d'imprimer des mouvements à la carte percée placée devant l'œil pour rendre visibles (2) toutes ces ombres et faire apparaître l'arbre vasculaire dessiné en sombre sur le fond éclairé du ciel. Une autre manière d'apercevoir ses vaisseaux rétiniens consiste à promener au-dessous de l'œil la flamme d'une bougie pendant qu'on dirige le regard vers un fond obscur.

Quelle que soit la méthode employée, le résultat est le même : on voit les ombres vasculaires se mouvoir lorsqu'on déplace la source lumineuse. Le seul fait de ce mouvement a permis de conclure que la couche qui perçoit l'ombre est située à une certaine distance *en arrière* des vaisseaux. Mais cette approximation n'a pas

(1) Helmholtz, Optique physiologique, 1867, p. 220.

(2) On sait que le mouvement des objets nous en facilite la perception, et qu'un corps peu éclairé qui, au repos, ne nous donne pas d'impression rétinienne, devient visible s'il change de place. Dans les expériences photométriques, lorsque les sources d'éclairage sont disposées de telle sorte que la lumière la plus intense fasse disparaître complétement l'ombre correspondant à la plus faible, « l'ombre alors insensible devient distincte quand on la fait mouvoir en déplaçant latéralement la lumière qui la produit. » (Daguin, Phys. 1862, t. IV, p. 34.) Arago, qui a signalé ce fait, l'avait également remarqué en observant son ombre, que la réverbération d'une muraille projetait devant lui, sur une surface directement éclairée par le soleil.

suffi, et, par une observation attentive, on est arrivé à déterminer la position précise de cette couche sensible à la lumière.

« D'après les mensurations de Müller, la distance qui sépare les vaisseaux de la surface qui perçoit leur ombre doit être de $0^{mm},17$ à $0^{mm},36$. D'après le même observateur, la distance des vaisseaux à la couche postérieure de la rétine, celle des bâtonnets et des cônes, est de $0^{mm},2$ à $0^{mm},3$, de sorte que la couche sensible doit être une des plus postérieures de la rétine, c'est-à-dire celle des cônes et des bâtonnets, ou celle granuleuse externe (1). »

Et maintenant nous serions entraînés trop loin et retenus trop longtemps hors de notre sujet, si nous voulions seulement énumérer les opinions diverses émises sur le rôle des cônes et des bâtonnets ; la signification physiologique de chacun de ces éléments « est encore très-problématique, » (2) et nous ne pouvons aborder tout ce qui se rattache à leur étude. La perception des couleurs, par exemple, que Max Schultze localise dans les cônes (3), et le mode d'action de la lumière sur la rétine, si diversement expliqué (4), n'ont pas à nous occuper ici.

Que les cônes soient les organes les plus parfaits, le

(1) Helmholtz, loc. cit., p. 289.

(2) Helmholtz, p. 290.

(3) Voy les recherches de Max Schultze sur la tache jaune, dans le Journal de Robin, 1866, p. 446, et sur la structure intime des bâtonnets et des cônes, même journ., 1868, p. 114.

(4) Pour la nature de l'impression lumineuse sur la rétine, voy. l'Optique physiologique, p. 290 et 291.

fait est assez probable, puisque, chez l'homme, le point de la vision distincte, la *macula lutea*, ne renferme que de ces éléments. Mais on ne peut refuser aux bâtonnets la faculté de percevoir aussi la lumière : non-seulement on a démontré (1) leur communication directe avec les fibres du nerf optique, mais il existe des animaux qui ne possèdent que des bâtonnets (2), tandis que d'autres n'ont que des cônes.

Il est ainsi suffisamment établi que les deux sortes d'éléments nerveux, cônes et bâtonnets, sont impressionnables à la lumière, et, quel que soit le rôle spécial que chacun d'eux peut avoir, il nous suffit de bien remarquer que *ces éléments sensibles se trouvent à la face postérieure de la rétine*. C'est, par conséquent, sur cette face que devront se peindre les images du monde extérieur pour exciter en nous les perceptions visuelles.

Si des images de l'extérieur vont se dessiner au fond de l'œil, c'est à cause des milieux réfringents que la lumière est obligée de traverser avant d'arriver jusqu'à la membrane nerveuse. Le rôle de ces milieux est de réunir en un point déterminé de la rétine les rayons

(1) A. Kolliker et H. Muller ont décrit les *fibres radiaires* qui, parties de l'extrémité interne des bâtonnets, vont s'insérer à la membrane limitante de la rétine. (Comptes-Rendus, 1853, t. XXXVII, p. 488-92 ; et Arch. méd., 1853, t. II, p. 618.) — Hulke a démontré la continuité des fibres du nerf optique avec les cônes et les bâtonnets, sur la rétine du caméléon. (Journ. de Brown-Séquard, 1863, p. 704.)

(2) H. Müller a signalé l'absence de cônes chez les *plagiostomes*, tandis qu'il n'y a que des cônes simples et pas de bâtonnets chez les cyclostomes. (Comptes-Rendus, 1856, t. XLIII, p. 744.) — Schultze a trouvé que les cônes manquent complétement chez les mammifères nocturnes, et il a même tiré de ce fait un de ses arguments pour établir que « les cônes sont les appareils destinés à la distinction visuelle des différentes couleurs » Journ. de Robin, 1868, p. 114.)

lumineux partis d'un point objectif, tout en éloignant la lumière qui est partie d'autres points de l'extérieur. Ces conditions de formation d'images sur l'écran rétinien ne diffèrent pas de celles qui se rencontrent dans la *chambre noire*. On peut les reproduire en recevant, au moyen d'une lentille, sur une feuille de papier par exemple, l'image d'un objet éclairé. « Ici encore *toute* la lumière venant d'un point unique se concentre en *un seul point* du papier..... Chaque point est éclairé avec l'intensité et la couleur qui lui conviennent, et ne reçoit *rien* de la lumière qu'émettent les points de l'objet auxquels il ne correspond pas (1) ».

La conséquence de pareilles propriétés des systèmes à lentilles est pour l'œil la suivante : « Quand il se forme une image optique nette sur la rétine, chaque cône rétinien reçoit exclusivement la lumière qui provient d'un élément superficiel relativement petit du champ de vision ; la fibre nerveuse de chaque cône n'est excitée que par la lumière de cet élément correspondant unique et n'en sent pas d'autre, tandis que la lumière des autres points du champ de vision excite d'autres fibres (2). »

Ainsi que nous l'avons déjà dit, c'est ce fait de distribution régulière des impressions lumineuses sur des éléments de perception distincts qui seul nous permet d'avoir conscience de la forme et de la position des corps. La condition première d'une bonne vision sera donc, dans tout œil analogue au nôtre, *l'existence d'images*

(1) Helmholtz, Revue des cours scient., 6 mars 1869, p. 214.
(2) Helmholtz, loc. cit., p. 214.

nettes sur l'écran sensible à la lumière, la couche des cônes et des bâtonnets.

Pour que ces images rétiniennes aient toute leur netteté et tout leur éclat, et que la perception visuelle ait ainsi toute l'intensité et la perfection désirables, il ne suffit pas que les milieux transparents placés au-devant de la rétine aient le degré de réfringence voulu, et que les rayons se réunissent en foyers précis sur cette membrane, qu'il y ait, en un mot, *formation* des images; il est encore nécessaire que la lumière qui a impressionné un point de l'écran sensible n'aille pas toucher d'autres points de ce même écran ; en d'autres termes, il faut que les images, une fois formées, ne soient pas *troublées* par de la lumière étrangère.

La première partie de la question, la *formation* des images, appartient tout entière aux traités de physique ; elle est depuis longtemps bien connue. Aujourd'hui surtout l'on sait qu'une disposition spéciale de l'appareil réfringent permet à l'écran sensible de recevoir des images toujours nettes quel que soit l'éloignement des objets, et il a été prouvé que cette accommodation de la vue aux diverses distances est due à des changements de courbure du cristallin. Nous laisserons complétement de côté cette étude de la marche des rayons lumineux de l'extérieur jusqu'à la rétine (1).

Nous ne voulons nous occuper que de la lumière qui

(1) Pour la formation des images dans les systèmes à lentilles, voyez les leçons de M. Gavarret sur les *Images par réflexion et par réfraction*, publiées dans Revue des Cours scientifiques, 1866, et séparément, Paris, 1867.

est renvoyée par le fond de l'œil, lumière qui dans les yeux à choroïde noire était autrefois considérée comme nulle, et qui, même depuis la découverte de l'ophthalmoscope, a été peu étudiée au point de vue de la vision.

On a construit de nombreux instruments pour recueillir cette lumière; l'exploration du fond de l'œil, ainsi rendue possible, a été d'une application utile à l'examen de l'organe sain ou malade; mais on a peu recherché si ces rayons de retour troublaient, ou non, les impressions visuelles. Malgré le fait constant, que le fond de l'œil renvoie de la lumière, fait prouvé tous les jours par l'examen ophthalmoscopique, nous avons vu combien presque tous les auteurs conservaient encore son rôle d'absorption à la choroïde, combien ils regardaient encore cette absorption comme nécessaire à la vision. C'est à prouver que la lumière qui revient du fond de l'œil ne trouble pas les images rétiniennes, que nous allons consacrer les pages qui suivent.

§ II. *La lumière que renvoie le fond de l'œil normal ne trouble pas les images rétiniennes.*

Nous n'avons pas à nous occuper ici de toute la lumière qui revient des parties profondes de l'œil; il nous faut même laisser entièrement de côté la majeure partie de celle qui intéresse l'oculiste. En effet, les rayons qui nous donnent l'image des *vaisseaux rétiniens*, n'atteignant pas la couche impressionnable de la rétine, ne communiquent à cette membrane aucun ébranlement;

quant à ceux qui reviennent de la *papille*, ils n'ont également rien à faire avec la vision, puisqu'ils n'ont touché qu'un point du fond de l'œil complétement insensible à la lumière (1).

Il n'en est plus de même des rayons qui reviennent de parties situées au delà de la rétine. Traversant de nouveau la couche nerveuse, ils ne peuvent moins faire que de l'impressionner : ce sont ceux-là que nous allons maintenant étudier.

Ces rayons sont nombreux, car la lumière, après avoir formé les images rétiniennes, est loin d'être éteinte entièrement par la choroïde. Réfléchie presque tout entière par cette membrane chez les animaux à

(1) L'insensibilité absolue du *punctum cœcum* nous paraît parfaitement démontrée. On se l'explique, du reste sans peine, quand on songe qu'à l'entrée du nerf optique la couche des bâtonnets fait complétement défaut. Et cependant nous trouvons dans le traité de physiologie le plus récent, « que le *punctum cœcum* n'est pas réellement aveugle, mais qu'il est doué seulement d'une sensibilité obtuse. » (Longet, 1869, t. II, p. 904.) Le doute est venu, pour M. Longet, de ce fait, signalé par Brewster, qu'en regardant une flamme de bougie, dans les conditions ordinaires de l'expérience de Mariotte, on perçoit encore une sensation de lumière.

En répétant l'expérience avec soin, on peut se convaincre que la lueur rougeâtre qui persiste, et qui occupe presque tout le champ visuel, n'est qu'un phénomène d'*irradiation*, dû à la lumière *diffusée* par les milieux de l'œil, lumière qui se répand toujours sur une grande étendue de la rétine. Cette lueur qui apparaît, du reste, mais comme simple auréole autour de la bougie *regardée directement*, devient beaucoup plus manifeste et plus étendue lorsque l'image brillante, tombant sur la *tache aveugle*, ne donne plus de perception : en même temps que disparaît la flamme, tout le fond se montre éclairé.

Nous avions besoin de bien établir que le *punctum cœcum* ne perçoit aucune impression, pour n'avoir pas à discuter l'opinion qui attribue sa sensibilité *moindre* à *l'absence de pigment* et à la *confusion qui résulte de la lumière réfléchie.* (Béraud et Robin, 1857, t. II, p. 484. — Béclard, 1866, p. 872.)

tapis, elle l'est aussi, bien qu'à un moindre degré, chez l'homme. « La choroïde, dit Follin en parlant de notre œil, n'est pas d'un noir absolu et ne peut absorber tous les rayons lumineux, aussi un certain nombre d'entre eux sont-ils réfléchis (1). »

Comment ces rayons de retour, partis de la choroïde, vont-ils agir sur la rétine? seront-ils favorables ou nuisibles à la vision? Nous avons vu, dans le chapitre précédent, combien leurs effets avaient été diversement interprétés, et comment Desmoulins, qui était le premier à les considérer comme utiles à la vision, avait donné de leur action une explication ne pouvant s'accorder avec la netteté des images rétiniennes et que nous ne pouvons, par conséquent, accepter. Enfin, nous avons suivi M. Rouget, quand il veut que les rayons de retour soient les seuls efficaces dans la vision, les rayons directs ne donnant aucun ébranlement à la rétine. Outre que cette interprétation est tout-à-fait hypothétique, elle exigerait encore, pour une bonne vision, que la choroïde fût un miroir parfait, et l'ophthalmoscope, en nous rendant visible cette membrane, nous montre qu'elle renvoie de la lumière diffuse (2).

Il est plus généralement admis que la rétine, comparée à un écran sensible, est impressionnée toutes les fois qu'elle est touchée par des rayons lumineux, de quelque côté que viennent ces rayons, et par cela seuls qu'ils sont réunis en quantité suffisante sur un ou plu-

(1) Exploration de l'œil, 1863, p. 33.

(2) Jamais, en effet, un vrai miroir ne renvoie sa propre image, et les corps ne nous sont *visibles* que s'ils réfléchissent irrégulièrement, s'ils *diffusent* la lumière.

sieurs points de sa couche sensible, c'est-à-dire, se trouvent en contact avec les éléments rétiniens spéciaux qui reçoivent l'ébranlement de la lumière. Par conséquent, les rayons directs, aussi bien que ceux réfléchis par la choroïde, seront actifs dans la vision, et l'impression totale perçue par la rétine ne dépendra que de la quantité des rayons qui l'auront traversée. Avec une même lumière qui aura pénétré par la pupille, l'impression visuelle sera d'autant plus forte que la choroïde renverra plus de rayons, et ce fait nous permet de comprendre pourquoi les animaux à choroïde réfléchissante voient mieux que l'homme pendant la nuit.

Mais pour que ce résultat utile de renforcement des impressions lumineuses existe, et que la netteté des perceptions visuelles soit conservée, il faut que les images, formées à l'aller par les rayons lumineux directs, ne soient pas dénaturées, troublées par les rayons de retour; il faut, en un mot, que les *mêmes* rayons, une fois réfléchis, passent par les *mêmes* points de l'écran sensible; en d'autres termes, qu'un rayon lumineux, *à l'aller et au retour*, traverse le *même bâtonnet.*

Nous avons déjà fait remarquer que la choroïde, tout en réfléchissant une grande partie de la lumière *régulièrement*, à la manière d'un miroir, en *diffuse* aussi une certaine quantité, qui permet d'avoir son image ophthalmoscopique. Il faudra donc étudier ces deux sortes de lumière revenant du fond de l'œil : lumière réfléchie et lumière diffusée.

L'examen anatomique des rapports de la choroïde avec la rétine va nous montrer comment, dans un œil bien constitué, normal, ces deux sortes de rayons réfléchis ne troublent pas les images rétiniennes. Et ici nous parlerons aussi bien de l'œil à choroïde noire de l'homme que de l'œil normalement dépigmenté, ou à *tapis* d'un grand nombre d'espèces animales. Dans l'un comme dans l'autre, les conditions de réflexion sur la choroïde sont favorables aux perceptions visuelles.

A cette étude de l'œil normal nous opposerons, dans le paragraphe suivant, l'étude de l'œil anormalement dépigmenté des albinos, dans lequel, avec une structure toute différente de la choroïde, nous trouverons un mécanisme de réflexion tout différent et de nature à troubler la vision.

La choroïde a des rôles multiples et très-divers, qui tous ne se rapportent pas au sujet que nous traitons en ce moment. Par les vaisseaux et les nerfs de sa couche moyenne elle sert à la nutrition de l'œil (1); par le pigment qui remplit cette couche vasculaire et la couche externe celluleuse, elle forme au globe oculaire, une paroi opaque empêchant la lumière diffusée à travers la sclérotique d'arriver jusqu'à la rétine (2).

Nous n'avons à nous occuper ici que de la troisième couche, interne ou *pigmentaire*, la seule qui se trouve en rapport avec la lumière qui a pénétré par la pupille.

C'est cette couche pigmentaire interne de la choroïde qui a été depuis longtemps comparée à l'enduit noir dont on recouvre l'intérieur des instruments d'optique.

(1) Pour l'étude du *système vasculaire de l'œil*, voy. le travail de Th. Leber dans Journ. de Ch. Robin, 1866, p. 543.

(2) Voy. plus loin, p. 58, l'importance de ce pigment du parenchyme choroïdien.

M. Rouget, ainsi que nous l'avons vu (1), a fait remarquer avec raison que sur les parois de ces derniers, l'absorption était surtout due « aux irrégularités, aux innombrables aspérités » de la surface noircie et il a établi une juste distinction entre la surface pigmentaire « plus foncée et très-irrégulière » de la région ciliaire et de la face postérieure de l'iris, ayant un rôle d'*absorption*, et la surface pigmentaire du segment postérieur de l'œil « lisse et régulière, » ayant un rôle de *réflexion*.

Au fond de l'œil, en effet, *dans toute la partie qui répond à la vision*, la choroïde est tapissée par une couche uniforme de cellules hexagonales, régulières et aplaties, disposées en *épithélium pavimenteux* (Huschke) au-devant de la couche vasculaire. Ces cellules, remplies de granulations pigmentaires, donnent à la surface choroïdienne son aspect brunâtre. La couche qu'elles forment est plus ou moins foncée et opaque ; à l'ophthalmoscope, elle masque généralement les vaisseaux choroïdiens qui ne sont visibles qu'à un fort éclairage et seulement dans les yeux peu pigmentés.

La lumière est donc *arrêtée* par cette surface noircie, mais elle n'est pas toute *absorbée ;* une partie est réfléchie sur la face antérieure de la couche épithéliale et traverse de nouveau la rétine, pour aller s'éteindre derrière l'iris, ou sortir par la pupille. Cette dernière portion de lumière nous permet de suivre à l'ophthalmoscope, sur le fond d'un œil, les images d'objets extérieurs, et nous les montre telles qu'elles se dessinent sur la rétine de

(1) Voy. plus haut, p. 24.

l'œil exploré : très-nettes, si cet œil est accommodé à la distance des objets ; diffuses, s'il ne l'est pas.

Mais ce pouvoir réfléchissant, qui n'existe, pour ainsi dire, qu'à son minimum dans l'œil à choroïde noire, se montre, au contraire, à son plus haut degré dans l'œil à tapis, dont il nous reste à parler.

On donne le nom de *tapis* (*tapetum*, *membrana versicolor* de Fielding) à une expansion tendineuse qui occupe, sur la choroïde d'un grand nombre d'animaux, une surface irrégulièrement triangulaire, située en dehors de l'entrée du nerf optique, c'est-à-dire à l'endroit de la vision directe. Sur toute cette partie du fond de l'œil, les granulations pigmentaires épithéliales font complétement défaut, mais la choroïde n'est pas, pour cela, transparente comme chez les albinos ; au-devant des vaisseaux s'étend la couche fibreuse opaque qui constitue le tapis et qui réfléchit fortement la lumière (1). La structure finement striée de cette couche produit des effets d'interférence de la lumière et donne lieu aux reflets irisés que présente le tapis, même après la mort, et jusqu'à sa dessiccation. Sur le vivant, c'est la lumière que réfléchit cette surface nacrée qui nous fait paraître brillant le fond de l'œil des animaux, toutes les fois qu'ils sont placés dans un lieu assez obscur pour que leur pupille soit largement dilatée.

(1) Derrière le tapis, le pigment des interstices vasculaires existe en aussi grande abondance que sur tout le reste de la choroïde, et assurément il n'est pas là pour absorber la lumière qui arrive du côté de la pupille, puisque le plan fibreux réfléchissant est placé devant lui, mais il complète la paroi opaque du globe oculaire, pour arrêter tous les rayons qui pourraient venir à travers la sclérotique.

Par la description qui précède, nous pouvons voir que, si l'œil à choroïde noire et l'œil à tapis diffèrent énormément l'un de l'autre, et par leur structure et par la quantité de lumière qu'ils réfléchissent, ils présentent cependant ceci de commun, que le plan qui arrête et réfléchit la lumière est situé en avant des vaisseaux de la choroïde, à la face antérieure de cette membrane. Ce plan, qui touche la rétine, se confond ainsi avec celui où se forment les images.

Le fait capital, qui en est la conséquence, et qu'on n'a jamais assez remarqué, c'est que *les images rétiniennes se trouvent sur le plan même où se réfléchit la lumière*, à l'angle que font entre eux les rayons incident et réfléchi. Chaque rayon de retour touche alors l'écran au même point que le rayon direct, *à l'angle même de réflexion*, et l'image conserve sa netteté.

Remarquons, du reste, avant d'aller plus loin, que l'existence d'une surface réfléchissante derrière la rétine, n'est nullement en désaccord avec les *parois noircies* des instruments d'optique, dont l'exemple est toujours mis en avant lorsqu'on cherche à prouver que la vision ne peut être parfaite qu'avec absorption complète de la lumière par la choroïde. Nous allons même trouver, dans l'appareil qui ressemble le plus à l'œil, dans la chambre noire du photographe, ce même plan réflecteur placé derrière la couche sensible où se dessinent les images.

Que noircit-on, en effet, dans un instrument d'optique? Uniquement les parties latérales. C'est un *tube* dans toute sa longueur, ce sont les *parois* d'une chambre noire; mais la partie où se forme l'image n'est pas noircie : le tube d'une lunette se termine par la lentille de l'oculaire, et, dans la chambre noire, l'image est reçue, soit sur un verre dépoli où on le voit par transparence, soit sur un *fond blanc*, qui n'absorbe nullement la lumière et sur lequel on regarde l'image.

Enfin, et c'est là seulement que la ressemblance avec l'œil est frappante, dans les appareils de photographie, où l'écran est couvert d'une substance décomposable à la lumière et qui conserve avec tant de netteté l'empreinte des images qui s'y dessinent, que voyons-nous derrière cette couche sensible, entièrement comparable à la rétine? La lumière qui la traverse est-elle absorbée aussitôt par une couche noire, comme on pense qu'elle l'est par le pigment choroïdien? Point du tout. La couche sensible est un papier *blanc*, *aussi uni que possible*, imprégné sur une de ses faces d'une solution d'iodure ou de bromo-iodure d'argent. Dans la photographie sur métal, ou daguerréotypie, c'est de l'iodure d'argent ou du bitume de Judée, étendu en couche très-mince sur une plaque argentée *polie avec le plus grand soin.*

Dans ce dernier cas, la pellicule transparente qui couvre le miroir métallique ne représente-t-elle pas tout à fait la rétine au-devant d'une choroïde réfléchissante?

Là, comme dans l'œil, la couche sensible est traversée par les rayons directs et par les rayons réfléchis, et cependant les détails les plus fins de l'image conservent toute leur netteté.

Si la réflexion qui se fait ici n'apporte dans le dessin aucune confusion, c'est parce que l'écran où se forment les images *repose immédiatement sur le miroir*, et aussi parce que sa minceur extrême le réduit, en quelque sorte, à un plan, qui se confond avec le plan réfléchissant. Dans ces conditions, les rayons *incident* et *réfléchi* ne touchent pas la couche sensible en deux points, mais bien en un seul, qui est le *sommet* de l'angle de réflexion.

On comprend dès lors comment la choroïde peut renvoyer de la lumière sans troubler les images qui se forment à la face postérieure de la rétine, puisque c'est au contact même de la surface réfléchissante que se forment ces images. Si elles ne sont pas troublées, les perceptions ne le sont pas non plus, et la netteté de la vision est conservée.

Cependant une objection se présente : pour avoir une exactitude mathématique dans la netteté de l'image, il faudrait que la couche sensible de la rétine fût réduite à un plan, et cette couche a cependant pour épaisseur toute la longueur des bâtonnets. Si l'on a, en effet, reconnu que les bâtonnets et les cônes étaient les seuls éléments impressionnables à la lumière, on n'a pas démontré que cette sensibilité fût localisée à leurs extrémités postérieures, qui constituent la surface rétinienne contiguë à la choroïde, et l'on est réduit à admettre que ces éléments nerveux, organes spéciaux des perceptions lumineuses, sont sensibles dans toute leur étendue.

Avec une pareille épaisseur de la couche des bâtonnets ($0^{mm},030$), si l'on suppose que la lumière y chemine comme dans un milieu homogène, il ne sera plus exact de dire que le rayon réfléchi touche, à sa sortie de cette couche, le même bâtonnet que le rayon incident. Un calcul très-simple montre que, même avec l'ouverture pupillaire la plus petite, c'est-à-dire avec des rayons le moins obliques possible, l'intervalle compris entre les deux points de contact dépasserait le diamètre d'un élément sensible.

La distance de la pupille à la choroïde étant de 20 millimètres, si, avec une ouverture pupillaire égale à 2 millimètres, nous prenons pour rayon incident un de ceux qui ont rasé le bord de la pupille, le rayon réfléchi sortira par le point diamétralement opposé de ce bord, formant ainsi, avec le premier rayon et le diamètre de la pupille, un triangle isocèle dont on connaît la hauteur (20 millim.) et la base (diamètre pupillaire 2 millim., soit 1/10 de la hauteur).

L'écartement cherché entre les points de contact des deux rayons au niveau de la face antérieure de la couche des bâtonnets, n'est autre que la base du triangle semblable, dont la hauteur est donnée par la longueur des bâtonnets, $0^{mm},030$; cette base ayant 1/10 de la hauteur, c'est-à-dire $0^{mm},003$, sera supérieure au diamètre d'un bâtonnet, qui est $0^{mm},0018$. A plus forte raison, avec une ouverture de la pupille égale à 4 millimètres et 6 millimètres, l'intervalle entre les deux contacts devenant $0^{mm},006$ et $0^{mm},009$, les deux rayons toucheraient-ils des bâtonnets plus éloignés, et ne donneraient pas une impression unique. Les rayons de retour apporteraient donc de la confusion dans les perceptions en impressionnant d'*autres points* de la rétine que les rayons directs (1).

Mais la lumière ne traverse pas la couche des bâtonnets comme un milieu homogène; une disposition spéciale de ces petits organes, signalée par Brücke et rapportée par Helmholtz, empêche ce trouble de se produire dans les images. La réfringence des bâtonnets, supérieure à celle de la substance intermédiaire, s'oppose à ce que la lumière passe d'un bâtonnet à l'autre; lorsque cette lumière, entrée obliquement dans un bâtonnet, atteint la paroi ou surface limitante du petit cylindre réfringent; elle y subit une *réflexion totale* qui la fait rester dans le même élément nerveux.

« Nous pouvons donc conclure, dit Helmholtz (2), que la lumière qui a une fois pénétré dans un bâtonnet n'en sort ordinairement plus. . . . .
Si la lumière est enfin parvenue à l'extrémité du bâtonnet, et que la choroïde en renvoie une partie par diffusion, cette partie devra principalement revenir par le même bâtonnet. Toute partie de cette lumière qui forme un angle considérable avec l'axe du cylindre pourra assurément sortir du bâtonnet; mais ce n'est qu'après

(1) La difficulté que nous signalons ici pour les rayons de retour qui troubleraient les images rétiniennes existe également pour la *formation* de ces images par les rayons directs. Les mêmes chiffres nous montrent qu'un cône lumineux, ayant sa base à la pupille et son sommet à la choroïde, a pour section, au niveau de la face antérieure de la couche sensible, un cercle de diffusion dont le diamètre égale les écartements que nous venons de mesurer, et que ce cône, par conséquent, touche un grand nombre d'éléments sensibles, au lieu de n'en impressionner qu'un seul. Une même particularité optique de la couche des bâtonnets va nous donner la solution de ces deux difficultés.

(2) Helmholtz, Optique physiologique, 1867, p. 229 et 230.

de nombreuses réflexions sur les surfaces des bâtonnets voisins qu'elle pourra pénétrer jusque dans le corps vitré. La partie, au contraire, qui a été réfléchie presque parallèlement à l'axe du petit cylindre, n'éprouvera que des réflexions totales peu nombreuses, et n'aura ainsi perdu que peu de son intensité à sa sortie du corpuscule; elle sera dirigée alors vers la pupille, par laquelle elle émergera. Cette fonction des bâtonnets paraît présenter de l'importance, particulièrement chez les animaux dans la choroïde desquels la couche de cellules pigmentaires noires est remplacée par une surface très-réfléchissante (*tapetum*). D'une part, il peut arriver, par suite de la disposition qui nous occupe, que la lumière, à son retour, frappe et excite pour la seconde fois les éléments sensibles de la rétine qu'elle a impressionnés dans son premier trajet; d'autre part, en revenant, elle ne peut frapper les mêmes éléments de la rétine, ou, tout au plus, les éléments voisins, et elle ne peut éclairer d'une manière diffuse qu'une très-petite portion de l'œil, ce qui est nécessaire pour l'exactitude de la vision. »

Si une pareille disposition des bâtonnets est utile à la netteté des perceptions lorsqu'on n'a affaire qu'à la lumière *réfléchie spéculairement* sur la choroïde, elle acquiert une bien plus grande importance, lorsqu'il s'agit de la lumière *diffusée*. C'est cette dernière, en effet, qui apporterait le plus de trouble dans les images, et nous venons de voir, par la citation d'Helmholtz, que même la lumière diffusée revient *principalement* par le même bâtonnet, et que le cercle de diffusion qu'elle peut former est trop faible pour nuire à l'exactitude de la vision.

Cette particularité de réfringence des cônes (1) et des bâtonnets, réduisant ainsi, au point de vue optique, la partie sensible de la rétine à une couche *sans épaisseur*, la difficulté que cette épaisseur même avait soulevée se trouve résolue, et tout dépend alors de la bonne position du plan réfléchissant. Lorsque ce plan, comme il arrive dans l'œil normalement pigmenté, se trouve *immédiatement* derrière le plan sensible, on comprend que les rayons lumineux, réfléchis à l'extrémité même des bâtonnets, ne peuvent passer d'un bâtonnet à l'autre. Le même rayon traversant ainsi, à l'aller et au retour, le même élément sensible, il y aura, sur chaque partie d'une image, accumulation de la lumière qui lui correspond, sans mélange d'autre lumière, et, par conséquent, éclat plus grand de l'image, sans trouble apporté dans ses contours.

La perception visuelle, qui dépend toujours de l'image formée sur la rétine, sera donc, par le fait de la réflexion choroïdienne, rendue plus intense, sans avoir rien perdu de sa netteté.

Nous avons achevé l'étude de la lumière qui se réfléchit ou se diffuse *sur la face antérieure de la choroïde*, et il est bien établi que, ne troublant pas les images, elle ne trouble pas les perceptions. Mais tous les yeux ne possèdent pas une couche épithéliale pigmentaire assez noire pour arrêter sur ce plan antérieur tous les rayons lumineux; le plus souvent une faible partie de ces

(1) La substance des cônes *est la même* que celle des bâtonnets (Helmholtz, loc. cit., p. 27).

rayons pénètre plus avant dans la choroïde, et c'est ainsi qu'à un fort éclairage ophthalmoscopique, nous apercevons le réseau vasculaire de cette membrane.

Pour ce qui est des troubles apportés à la vision par cette lumière diffusée qui revient avec l'image des vaisseaux choroïdiens, et qui se rencontre surtout chez les sujets très-blonds, nous ferons remarquer d'abord que, dans l'œil normal, le défaut de pigmentation est, en général, trop peu accusé pour que cette lumière soit considérable : tout au plus entourera-t-elle l'image rétinienne d'un cercle de diffusion excessivement pâle, et pourra-t-on la considérer comme une cause légère *d'irradiation*, s'ajoutant à celle qui existe dans tous les yeux et qui tient à l'incomplète transparence des milieux réfringents. Nous dirons enfin qu'à l'endroit de la vision distincte, dans la région de la *macula lutea*, la coloration de l'épithélium pigmentaire étant « toujours plus foncée » (1) que sur les autres points, cette cause de trouble est à peu près nulle.

Si la choroïde cependant est par trop dépourvue de pigment, les yeux présentent un léger degré d'albinisme et l'acuité de la vue est loin d'être parfaite. Mais nous sommes alors en pleine physiologie pathologique : l'œil de l'albinos n'est plus un œil normal, les causes qui troublent la vision y sont multiples : ce sont elles que nous allons maintenant examiner.

(1) Schweigger, Leçons d'ophthalmoscopie, 1865, p. 58. Nous n'entendons pas ici parler du pigment *jaune-citron* (Schultze, j. Robin, 1866, p. 440), qui siége dans les couches intérieures de la rétine et que la lumière est obligée de traverser avant d'arriver aux cônes.

III. *La lumière que renvoie le fond d'un œil anormalement dépigmenté trouble les images rétiniennes.*

Dans l'étude que nous venons de faire, nous avons laissé complétement de côté le pigment des couches moyenne et externe de la choroïde, *pigment du stroma choroïdien*, qui, en donnant à l'œil une paroi opaque, fait de cet organe une chambre obscure où la lumière ne peut pénétrer que par l'ouverture de la pupille. Ce pigment est, en effet, dans l'œil normal, toujours assez abondant pour remplir ce rôle d'absorption, ou tout au moins pour ne laisser passer qu'une quantité de lumière (1) incapable d'impressionner la rétine et de troubler la vision. C'est pour cela que nous n'avons eu à nous occuper que des rayons lumineux entrés par la pupille et que de la couche choroïdienne en rapport avec ces rayons, la couche *pigmentaire interne*.

Chez l'albinos, les conditions optiques du globe oculaire sont totalement changées : l'excessive minceur de la sclérotique et l'absence du pigment choroïdien ren-

(1) Nous faisons cette restriction parce que la paroi du globe oculaire n'est pas rigoureusement opaque : lorsque la lumière qui tombe sur elle est d'une intensité excessive, les rayons qui pénètrent au travers de la couche pigmentaire jusqu'à la rétine suffisent pour donner une sensation lumineuse. C'est ainsi qu'un des moyens de faire apparaître l'image entoptique des vaisseaux rétiniens consiste à concentrer, au moyen d'une lentille, une vive lumière sur la sclérotique, pendant que l'œil, tourné vers un fond obscur, ne reçoit par la pupille aucun rayon lumineux. En dehors de ce cas exceptionnel et dans les conditions ordinaires d'éclairage, la lumière qui traverse la choroïde est assez faible pour être négligée.

dent les enveloppes translucides, la *chambre noire* cesse, pour ainsi dire, d'exister. Les images formées sur la rétine par les rayons qui ont franchi la pupille sont comme effacées par la lumière diffuse dont les parois de l'œil sont traversées. Il y a, non-seulement éblouissement et fatigue de la rétine à cause de cette abondance de lumière, que l'albinos ne peut modérer avec un iris transparent, mais les images, dessinées *sur un fond éclairé*, sont perçues très-faiblement et sans netteté.

Aussi l'albinos fuit-il le grand jour, et retrouve-t-il une vue meilleure après le coucher du soleil, ou dans les lieux obscurs. C'est parce que la lumière, lorsqu'elle est peu intense, ne traverse plus que les parties tout à fait transparentes, la cornée et la pupille, ou du moins ce qui passe alors à travers la sclérotique est, à côté de ce qui entre par la pupille, beaucoup trop faible pour agir sur la rétine.

La nyctalopie qui en résulte a fait, à tort, comparer la vision des albinos à celle des yeux à *tapis* (1), qui est en effet très-bonne pendant la nuit. Mais les conditions physiques sont bien différentes dans les deux cas. L'animal, qui trouve dans son tapis une cause de renforcement des impressions lumineuses, a la vue également bonne pendant le jour, parce que la lumière n'entre dans son œil que par une pupille très-rétrécie, et qu'il est ainsi à l'abri de l'éblouissement qui fatigue à un si haut degré l'œil dépourvu de pigment.

(1) Voyez plus haut, p. 22, l'opinion de Desmoulins.

L'albinos, au contraire, est toujours dans de mauvaises conditions de vision. S'il est vrai que, pendant la nuit, sa vue est assez bonne, ce n'est toujours que relativement à l'état déplorable où elle se trouve à une grande lumière. C'est qu'en effet, chez lui, les images rétiniennes ne sont pas seulement troublées parce que la lumière pénètre de tout côté dans l'œil ; elles le sont encore par la lumière que renvoient les membranes profondes, même quand il n'est entré des rayons que par la pupille. L'absence de pigment, principale cause de l'imperfection de la vue, par la transparence de l'iris et des parties antérieures de la choroïde, est encore au fond de l'œil, également par la transparence des couches placées derrière la rétine, une circonstance défavorable à la vision. Tandis que, dans l'œil bien pigmenté et dans l'œil à tapis, la réflexion sur la choroïde procurait une perception visuelle plus intense, elle n'est plus ici qu'un empêchement à la netteté des images.

Cette différence dans les effets de la réflexion choroïdienne sur les images rétiniennes et la vision nous paraîtra toute naturelle, si nous remarquons que, dans l'œil dépigmenté de l'albinos, la lumière, après avoir traversé la rétine, ne suit pas du tout la même marche que dans l'œil normal. Il nous suffit de nous reporter à ce qui a été dit au paragraphe précédent. Nous y avons tellement insisté sur l'importance de la position occupée par le plan réfléchissant, et tellement répété que ce plan ne pouvait renvoyer une lumière utile à la vision, que s'il était placé *immédiatement derrière la rétine*, qu'il nous sera maintenant facile de comprendre ce qui arrivera, si la lumière, au lieu d'être arrêtée et réfléchie sur la face antérieure de la choroïde, ne l'est que plus loin, sur les différents plans de la couche vasculaire et sur la sclérotique. Le trouble qui en résultera pour les images ne tiendra pas à la *quantité* de lumière réfléchie, mais au *mode défectueux* de cette réflexion.

Que devient, en effet, dans l'œil de l'albinos, un rayon lumineux arrivé à l'extrémité d'un bâtonnet? Ne trouvant plus la couche pigmentaire ou le tapis qui devait le renvoyer par le même bâtonnet, il continue sa marche et traverse plus ou moins complétement les vaisseaux choroïdiens, ou leurs interstices, jusqu'à la sclérotique. La lumière qui revient de ces différents plans, éclairant d'une manière *diffuse* une certaine étendue de la rétine, ne peut qu'affaiblir, par l'ébranlement des bâtonnets voisins, l'impression communiquée au premier. Nous avons parlé plus haut d'une faible *irradiation* ayant la même origine et pouvant se rencontrer dans tous les yeux qui ne sont pas très-pigmentés ; c'est ici qu'elle se manifeste à son plus haut degré.

Cette transparence de la choroïde, derrière les images rétiniennes, est-elle chez l'albinos un obstacle bien grand aux perceptions visuelles? Beaucoup moins assurément que la transparence des autres portions des parois, et l'albinos retrouve une vue assez bonne lorsque cette dernière cause de trouble est écartée, et qu'il n'entre de la lumière que par la pupille, comme cela arrive lorsque le jour est peu intense, ou, comme on peut encore l'obtenir, en plaçant devant son œil un écran opaque percé d'une ouverture égale à la pupille. On sait aussi que, dans certaines atrophies partielles de la choroïde, les troubles fonctionnels peuvent passer inaperçus, lorsque la rétine est restée saine (1). Il n'en est pas moins bien certain que *la diffusion qui se fait jusqu'à la sclérotique ne peut jamais favoriser la vision*, et qu'elle ne rappelle nullement ce qui se passe dans l'œil bien pigmenté et dans l'œil à tapis.

Nous tenions d'autant plus à bien faire ressortir cette différence, que c'est l'exemple de ce cas spécial de l'albinos, où l'on voit les fâcheuses conséquences de l'absence de pigment, qui fait encore admettre la nécessité de l'absorption de la lumière par la choroïde. Si nous avons été bien compris, on ne confondra plus, en étudiant la lumière qui revient du fond de l'œil, celle qui se réfléchit sur le tapis, ou sur une couche épithéliale bien pigmentée, avec celle que renvoie la sclérotique; et, des mauvais effets de cette dernière, on ne conclura pas que la première trouble la vision : nous avons montré, au contraire, qu'elle lui est favorable.

A côté de l'œil de l'albinos nous devons placer l'œil des vieillards, que l'on sait être toujours plus ou moins dépigmenté (2). Le point de physiologie qui se rattache à son étude présente un certain intérêt depuis l'opinion émise par Desmoulins, que cette dépigmentation servait à compenser (3) les altérations survenues dans les

(1) « Tout au plus, dit Schweigger, des troubles de la vision peuvent-ils être l'effet de la diffusion de la lumière, si la sclérotique a été mise à nu dans une grande étendue. » (Leçons d'ophthalmoscopie, 1865, p. 86.)

(2) Voy. plus haut, p. 14, les recherches de Petit sur la choroïde aux différents âges.

(3) Voyez plus haut, p. 23, le travail de Desmoulins sur les yeux à *tapis*.

autres parties de l'œil. Desmoulins arrivait à cette conclusion après avoir constaté les effets utiles de la réflexion sur le tapis, et, faisant remarquer que la rétine s'émousse en vieillissant, il disait « que la formation progressive, derrière elle, d'une surface réfléchissante, au lieu d'une surface absorbante qui y existait auparavant, devient un moyen compensateur de cet affaiblissement sénile. » (1).

Le fait ainsi mis en avant devait paraître surprenant, et il a été généralement contesté, mais on ne lui a guère objecté que son manque de vraisemblance. Comme il se déduisait de la comparaison établie entre la choroïde du vieillard et le tapis, l'exemple de cette choroïde brillante, mais normale, a toujours empêché de lui donner une réfutation complète. Si, en effet, il est difficile de considérer comme favorable au fonctionnement de l'œil une altération sénile survenue dans cet organe, il est cependant encore moins possible d'admettre que le tapis soit nuisible à la vision.

Après avoir établi, aussi longuement que nous l'avons fait, combien le mécanisme de la diffusion sur la sclérotique ressemblait peu à la réflexion sur le tapis, il nous suffira, pour ôter à l'opinion de Desmoulins toute sa raison d'être, de dire que la choroïde du vieillard, en perdant son pigment, ne se transforme nullement en *surface réfléchissante* pouvant se comparer au

(1) Desmoulins, Mém. sur l'usage des couleurs de la choroïde, journ. de Magendie, 1824, p. 107.

tapis, mais que l'atrophie qu'elle subit, et qui la rend *transparente* (1), ne fait que placer l'œil dans les mêmes conditions défavorables qui se rencontrent chez l'albinos.

(1) Ne sachant si la choroïde, en perdant son pigment, devenait « presque blanche » (Huschke, Splanchn., p. 724), parce qu'elle se chargeait d'exsudations pouvant former une surface réfléchissante plus ou moins comparable au tapis, nous nous sommes procuré un grand nombre d'yeux de sujets très-âgés (70 à 85 ans), et nous avons toujours trouvé la membrane vasculaire dépigmentée, *pâle et transparente*, laissant voir au travers de la sclérotique l'image renversée d'une flamme, comme Magendie l'observait sur des yeux de lapins albinos.

CONCLUSIONS.

1° Le rôle du pigment qui tapisse l'œil est très-différent suivant les points où on le considère. C'est avec raison que, derrière l'iris et sur le segment antérieur de la choroïde, on le compare à l'enduit noir des instruments d'optique ; mais, au fond de l'œil, la couche qu'il forme est plutôt destinée à réfléchir la lumière qu'à l'absorber.

2° La réflexion sur la choroïde est en effet un phénomène constant : atteignant son maximum chez les animaux nocturnes, à choroïde brillante ou tapis, elle est à son minimum dans les yeux à pigment noir, comme chez l'homme.

3° Pour que cette réflexion ne trouble pas les images rétiniennes, il faut que les rayons de retour traversent les *mêmes points* de l'écran sensible que les rayons directs, et cette condition se trouve réalisée toutes les fois que la surface réfléchissante est *au contact du plan où se forment les images* (couche épithéliale pigmentaire chez l'homme, couche fibreuse du *tapis* chez les animaux). — Avec une telle position du plan réfléchissant, chaque rayon lumineux, *arrêté et réfléchi à l'extrémité même du bâtonnet* qu'il a traversé, ne peut sortir de l'élément nerveux où il est une fois entré, et *revient par le même bâtonnet.*

4° Non-seulement il ne résulte de cette réflexion *sur la face antérieure de la choroïde* aucune confusion dans les images, mais l'intensité de la perception est en quelque sorte doublée, chaque bâtonnet recevant en même temps l'impression du rayon direct et du rayon réfléchi.

5° Il en est tout autrement si la réflexion, au lieu de se faire *sur un plan qui touche la rétine*, ne se fait que *plus loin*, sur la sclérotique par exemple, lorsque la choroïde est dépourvue de pigment (albinos, vieillards). — Le trouble qui en résulte ne tient pas à la *quantité* de rayons réfléchis, mais au *mode défectueux* de cette réflexion. La lumière qui a traversé un bâtonnet, ne trouvant plus la couche pigmentaire qui devait la renvoyer par le même bâtonnet, chemine au contraire jusqu'à la sclérotique ; c'est en revenant de là éclairer la rétine d'une manière diffuse qu'elle affaiblit, par l'ébranlement de plusieurs bâtonnets, l'impression qui aurait dû se limiter à un seul.

6° A un faible degré, cette lumière qui revient des membranes profondes, n'entourant l'image rétinienne que d'un cercle de diffusion très-faible, n'apporte à la vision que peu de trouble ; on doit cependant la considérer comme une cause légère *d'irradiation*, s'ajoutant à celle bien connue qui provient de l'incomplète transparence des milieux réfringents.

7° Si la diffusion est plus considérable, l'image n'est, en réalité, pas plus déformée ; mais, comme elle se trouve *sur un fond éclairé*, la perception en est également moins nette.

8° Au point de vue de ses résultats sur la vision, il ne faut donc pas confondre la réflexion, même diffuse, mais qui se fait *sur la face antérieure de la choroïde*, avec la réflexion, toujours irrégulière, qui a lieu sur un plan plus reculé, dans l'épaisseur de la choroïde et *sur la sclérotique :* la première est favorable aux perceptions, la seconde ne peut que leur nuire.

9° L'exemple des albinos et des vieillards, chez lesquels se rencontre la condition défavorable, ne doit pas faire conclure aux mauvais effets de la réflexion sur le *tapis* ou sur la couche pigmentaire *normale ;* et il n'est plus possible d'admettre et d'exiger pour une bonne vision la nécessité de l'absorption de la lumière par l'enduit noir de la choroïde.

TABLE DES MATIÈRES

www.ingramcontent.com/pod-product-compliance
Ingram Content Group UK Ltd.
Pitfield, Milton Keynes, MK11 3LW, UK
UKHW021010200726
13857UKWH00004B/1376